H. Le Guern.

ROSOLINE,

OU

LES MYSTÈRES DE LA TOMBE.

> « Ne craignez pas de jeter un coup-d'œil sur ce pâle visage
> où brillaient jadis l'innocence, la bonté et l'amour.
>
> H. Le Guern. — (La Cithare du désert, ou la Juive
> parcourant les ruines de la Judée. Ouvrage inédit).

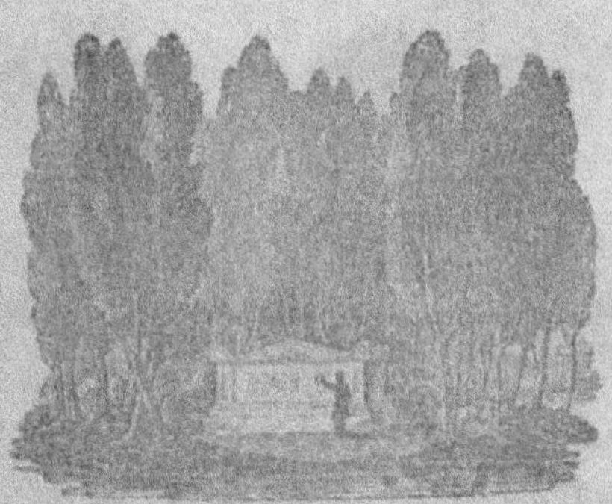

PARIS,

CHEZ LES PRINCIPAUX LIBRAIRES.

1834.

ROSOLINE,

OU

LES MYSTÈRES DE LA TOMBE,

RECUEIL HISTORIQUE

D'ÉVÉNEMENTS NÉCESSITANT QU'ON PRENNE DES MESURES
POUR BIEN CONSTATER L'INTERVALLE
QUI PEUT S'ÉCOULER

ENTRE

la Mort imparfaite et la Mort absolue,

PAR H. LE GUERN

(DU MORBIHAN),

Sous-Directeur de l'Office-Correspondance anglaise,
membre de plusieurs Sociétés savantes, et de
l'Athénée des Sciences religieuses.

QUATRIÈME ÉDITION.

« . . . . . Nous n'avons pas le droit d'enterrer les vivants,
« et personne ne se soucie d'être victime de notre promp-
« titude en fait d'inhumations. — Ceux-là même qui font
« le moins de cas de la vie, ne veulent pas être exposés à
« souffrir les tortures d'un pareil supplice. Il y aurait de
« quoi les dégoûter de mourir, etc. »

VIENNET, de l'acad. franç. — (*Lettre à l'auteur*).

PARIS,
CHEZ LES PRINCIPAUX LIBRAIRES.

1834.

— La troisième édition de cet ouvrage ayant été imprimée à Paris, en février 1834, sur une copie non conforme au manuscrit autographe, ainsi que toutes les précédentes, cette publication est la seule qui soit avouée par l'auteur.

FONTAINEBLEAU, IMPRIMERIE DE A. HURÉ ET C.ⁱᵉ,
RUE BASSE, N.° 5.

ROSOLINE,

OU

LES MYSTÈRES DE LA TOMBE.

C'est aux philanthropes et aux législateurs que je m'adresse.

Cherchant à discourir sur l'humanité, noble objet de leurs constantes sollicitudes, j'aurai le bonheur de m'entretenir avec les citoyens recommandables qui, s'attachant à démontrer que la vertu a son germe dans l'ame, et que c'est une conséquence de son origine, honorent et illustrent ce grand siècle.

En effet, un jugement unanime, et bien fondé, confirme que toutes leurs inspirations et les vœux de la nature bienfaisante sont synonymes. Loin d'offrir ce faible tribut de mes occupations à des êtres dépourvus de sensibilité, ce sera donc aux sages qui savent allier à la dignité de leurs devoirs la plus haute convenance et la plus touchante bonté.

Cette pensée m'enhardit, et je vais y répondre en exposant un projet qui, je crois, mérite de recevoir son exécution.

I.

PROLÉGOMÈNES GÉNÉRAUX. — INCERTITUDES TOUCHANT L'ÉTAT DE MORT ABSOLUE.

Frappé de l'idée de la *mort*, relativement à ceux qui deviennent sans cesse victimes de la destruction, je ne me suis pas dissimulé combien il importerait que ce dernier jour du drame de l'existence humaine fixât l'attention générale.

A cet égard, les gens de l'art peuvent être surpris. La *mort* se connaît bien par opposition avec la vie ; mais les apparences sont trompeuses, et les expériences médicales, on le sait, sont par trop *incertaines*.

La médecine dogmatique, selon Pitcarn (1) n'est ni un art ni une science, parce qu'elle ne connaît pas assez son objet, et que ses principes ne sont pas assez *sûrs* pour mériter ce nom.

Voici, en résumé, les opinions de deux médecins généralement connus par leur savoir et par leur expérience :

Depuis plus de deux mille ans que la médecine est exercée avec plus ou moins de régularité, l'on n'a pas encore découvert un remède *certain* pour aucune maladie. La médecine est *incertaine*, dans son objet comme dans ses moyens ; *elle n'opère qu'à tatons* ; elle n'a le plus souvent que le triste

(1) Fameux médecin écossais. Labourey, chimiste distingué, dit que l'expérience de tous les jours nous explique suffisamment ce grand et intéressant mystère. En effet sitôt qu'un *docteur* tombe malade, vite, vite *un autre docteur*. C'est sans doute parce que, épouvanté des incertitudes de sa propre *science*, il espère qu'elle sera plus *réelle* chez son collègue.

5

mérite d'entretenir le reste d'espérance qui accompagne l'homme au tombeau ; elle ne peut prescrire qu'un traitement qui, employé une fois avec succès, produit souvent des résultats contraires. Elle est presque toujours réduite à un *peut-être* (1).

Parlant de l'école ancienne comme de l'école moderne, je pose en principe que le délai accordé entre la *mort* et l'inhumation, ne suffit pas toujours.

Aussi, pour éviter aux hommes le plus cruel des supplices imaginables, et afin de leur assurer un repos sans trouble dans la tombe, je dis qu'on devrait, dans l'intérêt de tous, apporter une grande circonspection à l'instant où un individu, quel qu'il soit, semble atteint des symptômes de la *mort*.

Il y a plusieurs degrés de *mort*. La cause qui arrête la respiration et la circulation, finit même par anéantir la vie : mais un temps, plus ou moins considérable, s'écoule souvent entre la *mort imparfaite* et la *mort absolue*.

Je vais m'expliquer :

La *mort volontaire* ou *extatique* n'est point un fait contestable. Beaucoup d'historiens assurent avoir vu des personnes qui, par le seul acte de leur volonté, restaient sans mouvement, sans pouls, sans respiration, raides, glacées, pour reprendre ensuite l'exercice ordinaire des sens.

Cheyne (2), auteur véridique, dit qu'il a été témoin

(1) V. *Théorie nouvelle de la maladie scrophuleuse*, par Sat-Beypalières, docteur-médecin de la faculté de Montpellier, et *Manuel de santé*, par Audin Rouvière, médecin consultant. Edit. 1824 et 1829.

(2) Cheyne (Georges), docteur en médecine et de la société royale de Londres. L'abbé de La Chapelle a traduit l'un de ses ouvrages ayant pour titre : *Règles sur la santé*, etc., ou *Méthode naturelle de guérir les maladies du corps et celles de l'esprit qui en dépendent*. 2 V..., 1749.

d'un semblable fait, et que la *mort* lui paraissait si décidée, si définitive, qu'il avait déjà pris le parti de se retirer. Cependant l'extase finit, la *mort* cessa, le pouls et la respiration revinrent par degrés.

Or, ce qui est un acte *volontaire*, peut aussi provenir d'accidents particuliers et inattendus, ou bien de ce que l'esprit est fortement préoccupé.

Quelquefois, le corps, sans être inanimé, demeure et paraît tel, avec un mouvement si lent et une respiration si faible, que les indices en sont presque inaperçus. La chaleur abandonne le malade ; il est entièrement saisi d'une sueur froide ; tous ses membres sont pâles, comme s'il était *mort*. C'est ce qui arrive dans la syncope, dans la pâmoison, etc., etc. Alors toute précipitation peut devenir funeste.

Tulpius (Nicolas), de Hers (Henri), et autres, rapportent des observations par lesquelles ils assurent avoir vu de jeunes filles et de jeunes hommes passionnément amoureux, tomber dans cet état par le chagrin.

M. de Sauvage (1) affirme, dans ses *classes de maladies*, avoir vu, en 1728, à Montpellier, un homme qui, ayant ouï dire qu'on devait l'emprisonner, fut si saisi de peur, qu'il en perdit le mouvement et le sentiment. On avait beau crier, l'interroger, le pincer, il ne bougeait ni ne disait mot ; il tenait les yeux à demi-ouverts, conservant toujours la même attitude.

Plusieurs autres circonstances de la vie peuvent amener à cet état.

Dans l'irrésolution qui accompagne ordinairement ces épo-

---

(1) Sauvage (François Boissier de), né à Alais en 1706. Il se consacra à la médecine, et on le regardait comme le Boerhaave du Languedoc.

ques critiques de la *mort*, ne serait-il pas essentiel, ne serait-il pas urgent (les fonctions vitales étant susceptibles de recommencer leur jeu), d'employer tous les moyens reconnus propres à conserver la vie aux hommes ne dormant pas réellement d'un sommeil *définitif*?

II.

EXEMPLES DE PERSONNES
CONDAMNÉES PAR IMPRÉVOYANCE A LA MORT ABSOLUE.

Qu'on y réfléchisse, il s'est passé, IL SE PASSE des scènes tragiques dans les cimetières, je veux dire dans plusieurs tombeaux, où, parfois, on a trouvé des *cadavres* qui *avaient* non seulement dévoré les linges, mais tout ce qui se trouvait à portée de la bouche, leur propre chair....

Lisons l'histoire : entrons, j'y consens, dans cette affreuse vallée aux morts, et parcourons au hasard les pages qui constatent de si grands malheurs.

Henry, comte de Salm, fut enterré vivant. Quelques uns entendirent pendant la nuit, dans l'église de l'abbaye de Haute-Seille, où il était déposé, de grands cris; et, le lendemain, son tombeau ayant été ouvert, on trouva le corps renversé, et le visage en bas, tandis qu'il avait été enterré sur le dos, le visage en haut....

M. Bernard, maître chirurgien de Paris, atteste qu'étant avec son père à la paroisse de Réal, on tira du tombeau un religieux de St.-François, y renfermé depuis *trois* ou *quatre* jours, lequel s'était rongé autour de la ligature qui lui assujettissait les mains....; mais il mourut presque dans le moment qu'il eût pris l'air.

Un homme ayant été enterré à Bar-le-Duc, tout-à-coup du bruit se fit entendre dans sa fosse. Le lendemain on trouva qu'il s'était rongé les chairs... Ce dernier avait bu de l'eau-de-vie avec excès, et fut inhumé comme *mort*.

Nous savons que l'empereur Zénon, dit l'*Isaurien*, se fit entendre du fond de son cercueil. Mais il paraît que sa *mort* fut résolue. Zonare, historien grec, dit qu'un jour que ce prince était extrêmement assoupi, Ariadne, sa femme, le fit mettre dans un sépulcre, et annonça qu'il était *mort*. Lorsqu'il sortit de son assoupissement, il cria qu'on vînt le secourir; mais tous les courtisans restèrent sourds à la voix du patient, et il se vit réduit, en périssant, à n'avoir pour nourriture et pour breuvage que ses membres et son sang.... Malgré cette circonstance, il est permis de conjecturer que, lors de l'inhumation, son ivresse (et Zénon buvait excessivement), fût de nature à tromper une partie de ses gens (1).

Raufft parle d'une femme de Bohême qui, dans sa fosse, avait mangé une partie de son linceul sépulcral (2).

Un autre prétendu *mort*, en Moravie, dévora, affamé qu'il était, les linges d'une femme placée à ses côtés...

Du temps de Luther (3), un homme cru *mort*, et une femme de même, se rongèrent les entrailles....

Voici une anecdote qui n'est pas moins horrible :

Le docteur Crafft raconte qu'une demoiselle d'Augsbourg,

---

(1) Avril 491. — Je dois dire que cette aventure est rapportée de diverses manières par les historiens.

(2) Ceci se passa au milieu du XIV.e siècle.

(3) Par conséquent au XV.e ou XVI.e siècle.

étant *morte* d'une suffocation de matrice, fut enfermée dans un caveau bien muré. Au bout de quelques années le caveau fut démoli, et on trouva la jeune fille sur les degrés, près de l'ouverture, n'ayant aucun doigt à la main droite....

III.

MORTS IMPARFAITES DISSIPÉES PAR CAS IMPRÉVUS.

Tout ce qui vient d'être lu, prouve que les signes ordinaires et apparents ne caractérisent pas toujours la *mort* d'une manière suffisante.

Ce qu'il y a d'épouvantable, c'est qu'en général, les résurrections naturelles dont il est fait mention, arrivèrent par cas imprévus.

C'est ainsi qu'un jeune homme revint à la vie, au sentiment, veux-je dire, parce que ceux qui le portaient en terre laissèrent tomber sa châsse par maladresse ; la secousse le sauva.

Zacchias (Paul), célèbre médecin de Rome, dit que, dans l'hôpital du Saint-Esprit, un jeune Napolitain, attaqué de la peste, tomba dans une syncope si entière, que ses médecins, à l'unanimité, le déclarèrent *mort*. Dans le temps qu'on transportait le *mort* au-delà du Tibre, il donna quelques signes de vie. Deux jours après, le même retomba dans une pareille syncope ; pour cette fois il fut réputé *absolument mort*, mais il revint de nouveau à l'existence.

Diemerbroek (1) atteste qu'un paysan paraissant *mort*

---

(1) Diemerbroek (Isbrand), né à Montfort, en Hollande, et mort en 1674, âgé de 65 ans. Il écrivit quatre livres sur la peste, qui sont insérés dans son *Recueil de traités de médecine*, publié à Genève en 1721.

de la peste, on se préparait à l'enterrer après les *vingt-quatre heures*, suivant la coutume. Le manque de cercueil fit différer la cérémonie jusqu'au lendemain ; et on s'aperçut bientôt qu'il commençait à reprendre l'usage des sens.

IV.

MORTS IMPARFAITES DISSIPÉES PAR LES INCISIONS FAITES SUR QUELQUES INDIVIDUS.

Quelquefois la *mort* s'est dissipée, chez divers sujets, par les incisions faites pour les ouvrir.

Ce fut par une semblable erreur que le grand Vésal (1), ayant procédé à l'ouverture d'un gentilhomme espagnol, aperçut, dès qu'il eût enfoncé l'instrument, quelques signes de vie ; et la poitrine ouverte lui fit reconnaître le mouvement du cœur....

Le cardinal Espinosa, ministre de Philippe II, étant disgracié, *mourut* de douleur. Lorsqu'on l'ouvrit pour l'embaumer, le *mort* porta la main sur l'instrument du chirurgien, et on trouva son cœur palpitant....

Terrili, j'en ai souvenance, parle d'une femme de Bohême qui donna quelques signes de vie au second coup de bistouri....

Ne sait-on pas encore que plusieurs personnes durent l'existence à l'avidité de ceux qui descendirent furtivement dans leurs tombes ?

(1) Vésal (André), natif de Bruxelles. Il fut déféré à l'inquisition par les parents de l'Espagnol dont on va parler, pour avoir continué l'opération. On sait à quelles conditions le roi d'Espagne délivra ce célèbre anatomiste qui mourut de faim dans l'île de Zante, à l'âge de 58 ans.

Ces sortes d'anecdotes sont trop communes pour que j'entreprenne d'en relater une seule.

V.

OPINION D'UN RÉGENT DE LA FACULTÉ DE PARIS SUR LES APPARENCES DE LA MORT.

En **1740**, un docteur, régent de la faculté de Paris, soutint une thèse dans laquelle il éleva la question de savoir si les expériences de la chirurgie (**1**) sont plus propres que toutes autres à découvrir des marques moins incertaines d'une *mort douteuse* (**2**). Il y déclara que, dans plusieurs rencontres, les marques de la *mort* sont *très-douteuses*, et cita quelques exemples frappants de personnes mises en terre, lesquelles n'étaient pas *mortes*.

« Duns (**3**), dit-il, « religieux de l'ordre de St.-François,
« fut enterré vivant, à Cologne ; et, son tombeau ayant été
« ouvert quelque temps après, on trouva qu'il s'était rongé
« le bras..... »

Du reste, je sais que cet événement est relaté :

1.° Par Bzovius ;

2.° Par Latome ;

3.° Par Jove, historien ;

(1) La chirurgie consiste à détruire la partie pour sauver le principal. Il n'en est pas ainsi de la médecine dogmatique qui grossit sans cesse la classe des incurables, et n'a pour ressources que des curatifs plus ou moins rebutants, douloureux et pleins de dangers.

(2) M. Denhier d'Ablaincourt (J.-J.) a, je crois, traduit cette thèse.

(3) Duns (Jean), natif de Donston, mort en 1308, âgé de 30 à 35 ans.

4.° Dans un manuscrit latin concernant la secte d'Her-
man (1), chef des Fratricelles.

Un pareil malheur se renouvela, il y a vingt ans, aux en-
virons de la ville de Rome , et la tradition s'en conserve. La
veuve et la fille de l'Italien en question demeurent présen-
tement à Neuilly.

Quels soupçons désolants s'élèvent ici sur le sort de ceux
qu'on inhume à la hâte , sans attendre que des indices in-
faillibles aient souverainement décidé de leur *mort absolue !*

Je suis persuadé que ces catastrophes ont pu , seules ,
donner naissance au préjugé vulgaire qui accrédite les fan-
tômes et ajoute foi à la résurrection instantanée !

Jadis, le peuple, maintenu dans son ignorance et confirmé
dans sa crédulité par des philosophistes qui sont encore à sa
solde, prêtait l'oreille à la voix des *morts* , étonné, effrayé
de quelques cris plaintifs qui partaient à l'improviste du fond
des caveaux , il tremblait..... Mais aujourd'hui , du moins
en France, les souterrains de nos églises sont fermés ; désor-
mais c'est toujours la terre qui nous recueille et nous presse
dans son sein : je conçois qu'aucune victime ne puisse plus
se faire entendre.

(1) Cet Italien disait que les femmes devaient être communes.

VI.

AVONS-NOUS DES EXEMPLES RÉCENTS? DEVONS-NOUS EN REDOUTER?

> ... A quoi bon une semblable demande? Je ne suis point la seule qui ait trompé l'œil des gens de l'art. — A l'âge de cinq ans le docteur M** ordonna d'ensevelir mon corps, et cependant ce docteur n'était rien moins que mon père!
>
> Comtesse de R** (*Lettre à l'auteur*).

Jusqu'ici je n'ai point rapporté de faits qui se soient passés précisément de nos jours; mais ce qui a existé, peut exister encore. Quelle que soit ma conviction personnelle à ce sujet, je ne voudrais point, remuant la poussière des tombeaux, entrer dans des détails peu connus.

Des bruits non confirmés, des *dit-on*, sortis peut-être de l'urne mensongère, sont inutiles pour le moins, et ne feraient que réveiller l'affliction des familles ; affliction légitime qu'il faut ménager et respecter.

Déjà les faits antérieurs parlent assez. Toute probabilité qui intéresse l'homme est une vraisemblance : pour être à craindre, il peut suffire qu'elle ait eu lieu, antérieurement.

Toutefois, je me ferais fort de produire et d'attester un grand nombre d'exemples, si de justes considérations n'arrêtaient ma plume. Car, chose certaine, à l'exhumation des cadavres, il s'en est trouvé, IL S'EN TROUVE qui ont changé de place, de posture, de situation ; preuve irréfragable que, par imprévoyance, ils furent condamnés à *la mort absolue*.

D'ailleurs en fesant soi-même quelques recherches sur l'histoire des temps modernes, on se convaincra très-aisément que diverses personnes faillirent être ainsi enterrées.

En juillet 1832, un lancier *mourut* du choléra-morbus, à Provins. Comme on se disposait à descendre son cercueil dans la fosse, les spectateurs entendirent des cris étouffés ; la bière fut ouverte, et le *mort* s'en retourna à l'Hôtel-Dieu.

Les journaux du mois de janvier 1834 ont fait connaître qu'un moine d'Eschingen avait été inhumé, vers cette époque, dans le caveau de son couvent, et qu'au bout de quelques jours, un autre moine étant *mort*, on eût l'occasion de rencontrer le premier sur les marches élevées du caveau. Cet infortuné, revenu d'une longue léthargie, y mourut de faim, après s'être traîné avec peine jusqu'au haut de l'escalier et avoir fait des efforts impuissants, soit pour soulever la pierre d'entrée, soit pour se faire entendre. Ses dents étaient enfoncées dans son bras gauche, cruellement déchiré.....

Au mois de mars 1834, un jeune Belge qu'on disait *mort*, fût sur le point d'être enterré vivant. Un de ses amis venait d'exprimer par de touchants adieux sa profonde douleur sur le bord de la tombe, lorsqu'un fossoyeur armé d'une pelle parut au milieu des assistants, et commença à combler l'ouverture. Le bruit de quelques pierres qui tombaient avec fracas sur la châsse, contrastait entièrement avec le silence et la consternation générale, lorsque la voix d'un être souffrant vînt mettre fin à cette scène imposante et solennelle. Comment dépeindre la surprise et l'effroi que nous éprouvâmes en cette conjoncture? Le langage des choses intellectuelles manque souvent d'expressions convenables. Il y a de ces situations qu'on ne saurait apprécier qu'en les voyant.

Dans la petite ville d'Avranches, deux personnes, dont

l'une existait encore à ma connaissance, au mois de novembre 1833, subirent la même aventure, au genre de maladie près.

C'est ce qui a eu lieu, comme je pourrais le prouver, à Paris, à Lyon, à Bordeaux, à Marseille, à Nantes et à Louviers.

Londres, Yorck et Douvres, en Angleterre; Edimbourg et Glascow, en Ecosse, ont servi de théâtres divers à d'affreuses méprises : j'en ai recueilli des documents incontestables.

Mais en montrant le savoir faire de certains praticiens, je craindrais de les compromettre, d'autant plus inutilement, que bien d'autres (trop nombreux pour les citer), marchent sur leurs traces.

Les motifs précités ne me permettent donc pas de m'exprimer d'une manière plus explicite. Mais cependant, me sera-t-il permis d'affirmer avec raison; — Que les véritables signes de la *mort* sont généralement douteux; — que la législation qui régit la police des cimetières est incomplète; — et qu'AUCUNE PREUVE DOGMATIQUE N'EST POSSIBLE EN MÉDECINE; car, voyez-vous, les spécialités échappent; elles fuient incessamment à l'examen des plus profonds observateurs!

Parmi les plus célèbres médecins de la capitale, il en est actuellement trois qui, dans un accès de bonne foi et de désintéressement, ne m'ont point contesté l'évidence de ces trois axiomes.

« L'infaillibilité, me disait l'un, ne garantit aucunement « nos décisions. La science médicale marche toujours à pas « comptés. La théorie se perfectionne, il est vrai; mais l'ap-

« plication en est si difficile que, parfois, nos confrères, s'é-
« garant dans l'immense désert des incertitudes, deviennent
« encore dupes ... aux dépens de leurs crédules malades. »

Que ce langage ne surprenne aucunement. C'est un philo-
sophe qui vient de s'exprimer en ces termes. Il avoue que
le dogme de l'infaillibilité est chose absurde et révol-
tante, et que toute opinion inverse est mathématiquement
fausse (1).

VII.

ROSOLINE D'AB**

..... Il n'y eut jamais de fille aimante comme celle-là.

L. UHLAND.

Mais s'il est aisé de recueillir des exemples, plus ou moins
récents, de personnes revenues à la vie avant ou pendant le
transport en terre, n'y a-t-il pas une forte présomption, je
le demande encore, à croire qu'à tous instants elles peuvent
être enterrées vivantes ?

Toi, dont l'ame était pure comme un jour calme et serein,
jeune Rosoline, que ne m'est-il permis de révéler, sans

(1) Suivant Labourey, rien n'est plus funeste aux progrès de l'art *médical* que l'artifice *ingénieux d'un jargon systématique* dont le but inhumain est de rendre *exclusive à quelques initiés* une science signalée au contraire par la nature comme la 1.re *propriété de chaque individu*. Quoiqu'il en soit, cette *importante améliora-tion sociale* ne saurait échapper à l'élan général de l'esprit humain, contre les tyran-nies des corps habitués à *tout immoler à leurs intérêts particuliers*. Le siècle des lumières, qui est bien convaincu que l'intelligence humaine n'est pas un sac, pourrait-il ne point voir expirer ce *dégradant despotisme qui étouffe le génie*, de manière que tout ce qui contredit les *antiques théories* est un sacrilége frappé d'avance d'un anathème définitif ?

voiles aucuns, la funeste méprise qui t'arracha, ainsi qu'une belle fleur, aux soins assidus de ta famille !

Il n'y a pas encore deux étés (1) que ta voix charmante, unie aux sons mélodieux d'une harpe d'or, fesait éprouver les sensations les plus vives et les plus durables !... Et voilà que la mort a déjà promené ses doigts glacés sur ton existence vierge !.... tu n'es plus ! !...

Maudite soit la science orgueilleuse, mais vaine, qui prononça d'ici bas ton bannissement éternel ! !....

Hélas ! l'homme qui ne cessa de t'aimer avec ardeur et persévérance, eût-il versé des larmes de sang sur l'affreux appareil du supplice que tu enduras, si, moins livré à sa douleur, et mieux inspiré, il avait su communiquer ses tardifs pressentiments aux vieux et illustre auteur de ta vie ? Quels sacrifices auraient coûté à la tendresse d'un père pour tâcher de ranimer ton beau corps, empreint des sygmates les plus trompeurs ? . . . .

Le triste événement !... Il ne se perdra pas sitôt dans l'oubli, car le nom de Rosoline est gravé sur un cœur qui se reconnaissait digne d'elle. . . . .

. . . .

Que les souffrances du monde moral sont grandes pour celui qui en demeure atteint !... Lorsque, suivant le cours régulier des lois universelles, le sommeil vient étendre silencieusement son sceptre magique sur une partie des habitants de la terre, Xélaïs, lui seul, consacre ses veilles aux méditations les plus sérieuses sur la condition humaine. Et quand, accablé de son existence d'homme, il entend sonner *deux*

(1) La première édition de cette brochure parut vers la fin de 1833.

heures (1), l'inconsolable amant, ému de compatissance (2),
au souvenir du passé, s'écrie avec amertume :

« *Morte* dans les convulsions d'une lente agonie !.. *morte*
« en luttant contre le néant !.... quelle destinée !! . . . .
. . . .

« Nuit déplorable ! c'est toi qui couvris ce grand méfait de
« la PROVIDENCE. . . . .

« La PROVIDENCE !!.... aurait-elle donc voulu présider au
« martyre d'une jeune fille innocente ?.. . . . .
. . . .

« Humanité ! les maux que tu endures depuis le berceau
« jusqu'à la tombe, justifient à mes yeux le dogme effrayant
« du scepticisme ; car ce TOMBEAU et cette PROVIDENCE éter-
« nisent ma croyance en lui servant de démonstration ! »

(1) Ce fut un mois après la mort de Rosoline d'Ah**, à deux heures du matin,
que son amant voulut vérifier ses tardifs soupçons. Assisté d'un serviteur, il parvint à
découvrir le cercueil de sa maîtresse, et aperçut aussitôt une main décharnée qui
s'était fait passage à travers les jointures de deux planches.

Peu de temps après, Xélaïs écrivit à l'Esculape de Rosoline une lettre dont
voici la traduction littérale :

« Votre inexpérience a détruit mon bonheur....; cependant, je ne vous haïrai
« pas.

« Quand le cœur est forcé de haïr, dit le poète d'Aberdeen, les tourments qu'il
« endure ressemblent à ceux qu'éprouveraient les morts s'ils sentaient tout-à-coup
« les vers glacés du sépulcre ramper sur leurs chairs à demi-rongées, sans pouvoir
« écarter loin d'eux ces reptiles dévorants.   X** »

Voici l'inscription qui se trouve gravée sur la tombe :

HERE LIETH

THE REMAINS OF E** R** D'AN*

BORN IN MANCHESTER,

WHO DEPARTED THIS LIFE

ON THE 2.d JUNE

1832,

AGED 17 YEARS.

(2) Expression créée par le vicomte de Chateaubriand.

Il se tait enfin ; mais l'écho ne redit seulement pas ses accents de malheur.

Étrange condition des hommes , écrivait un savant naturaliste (1), ils sont exposés à des jeux de hasard, tels qu'on ne peut même se fier à la *mort*.

VIII.

CÉRÉMONIE DES FUNÉRAILLES CHEZ LES ANCIENS.
URGENCE DES NOUVELLES MESURES A PRENDRE.

La crainte que je manifeste ne saurait être le résultat d'une imagination exaltée ; c'est le sentiment du bien de l'humanité ; ce sont des exemples qui laissent entrevoir à tous les hommes la perspective d'une effrayante réalité… A TOUS LES HOMMES , car les plus puissants d'entre eux peuvent aussi redouter ce que j'annonce.

Il n'est aucun de nous qui puisse se flatter d'entrer paisiblement dans la tombe !

Ici , l'égalité est un mot plein d'horreur ! !… Je parle de l'égalité devant la MORT…

Que si mes juges étaient portés à condamner ce qui précède , je les prie , avant tout , de se rappeler d'une circonstance très-remarquable dans l'histoire , laquelle milite fortement en faveur de cet écrit.

Non seulement la cérémonie des funérailles commençait chez les Romains dès qu'un homme se *mourait*, mais encore il faut remarquer qu'avant de livrer le corps aux flammes

(1) Pline.

du bûcher, on l'appelait plusieurs fois par son nom, à haute voix, pour tâcher de connaître s'il était réellement *mort* ou seulement tombé en léthargie. Loin de se borner simplement à la voix pour les personnes de qualité, on employait même le son aigu des buccins et des trompettes, toujours avant de remettre le corps entre les mains des libitinaires.

Telle était la coutume d'un grand peuple; coutume imparfaite, je l'avoue, mais respectable, puisque son but était noble et humain.

Quelques relations nous apprennent aussi que ç'a été un usage, qu'arrivés au tombeau, les Turcs tiraient le *mort* du cercueil et le descendaient dans la fosse en prononçant quelques sentences du Koran, mais *sans jeter immédiatement la terre sur le corps;* et, afin de lui donner un peu d'air, on posait de longues pierres en travers, formant une espèce de voûte.

Ce point d'une religion superstitieuse et intolérante, comme le sont toutes les religions artificielles, pouvait cependant bien être le fruit d'une expérience longue et consommée.

Si je ne m'adressais à des hommes dont les connaissances surpassent infiniment les miennes, je continuerais de passer en revue, dans cette notice, les coutumes des principales nations de l'antiquité, et je m'attacherais à faire ressortir la prudence et la sagesse extrême qu'apportaient les magistrats dans l'exécution des réglements relatifs aux funérailles. Mais je m'arrête, forcé de reconnaître que les disciples ont peu de choses à dire en face des maîtres, et surtout qu'ils n'ont rien à leur apprendre.

Pour démontrer cependant que de nouvelles mesures auraient leur utilité, je trouve à propos de dire ce qui pensa survenir à Milady Roussel. Elle dut la vie à la rare tendresse de son époux, officier anglais. Celui-ci ne voulut point consentir à ce qu'on l'enterrât, quoiqu'elle parût *morte* aux yeux de ses médecins. Aucun signe de putréfaction ne s'étant manifesté, la *morte* se réveilla, *sept jours* après, au bruit que fesaient les cloches d'une église voisine.

L'aventure extraordinaire de ce commerçant qui, revenant d'un voyage *deux jours* après la *mort* de sa femme, la trouva exposée à sa porte au moment précis où le clergé allait s'emparer du corps, mérite aussi quelque attention. Voulant s'assurer de sa *mort*, il lui fit faire des scarifications et appliquer des ventouses ; on en avait déjà mis vingt-cinq sans succès, lorsqu'une vingt-sixième fit crier à la *morte* : — « Ah, que vous me faites mal ! »

IX.

PROJET. — OBJECTIONS PRINCIPALES QUI ONT ÉTÉ FAITES.

> ...Vous savez que l'homme ne marche qu'à pas lents et mesurés dans la voie des améliorations. — Je n'ose prédire quel sera le jour où l'on fera droit aux motifs louables qui vous ont dicté cet écrit important.
>
> Général LAFAYETTE. — *(Lettre à l'auteur)*.

Il est un moyen de remédier à ces malheurs toujours possibles, et son exécution ferait honneur, il me semble, à la philanthropie du peuple français.

Je ne demanderai ni *quarante-huit*, ni *soixante-douze heures* de délai. La plus grande imprudence consisterait ici à *vouloir limiter les opérations de la nature dans leur durée.* — Avant d'ordonner l'inhumation, laissons faire à la MORT ; ses conquêtes sont assez rapides par elles-mêmes ; regardez :

tout se flétrit à son approche ; tout devient poussière en sa présence ; il n'y a que la VERTU et la GLOIRE qui traversent majestueusement les siècles.

Mais ne serait-il pas nécessaire qu'on fît l'acquisition d'une ou de plusieurs salles qui seraient destinées, dans chaque commune, à recevoir provisoirement tous ceux qui sembleraient *morts*, jusqu'à l'heure où la *mort absolue*, dûment constatée par procès-verbal, permettrait de les inhumer en dernier lieu ? Je suis d'avis que tout le monde devrait coopérer à l'installation de cet établissement : à défaut de ressources communales, l'Etat aurait à s'empresser d'y pourvoir.

L'adoption immédiate de ce projet ne saurait être une infraction aux réglements sanitaires actuellement en vigueur, puisque l'édifice dont il s'agit serait construit à l'écart des villes, dans l'intérieur des cimetières, voire même sous terre, et qu'une sage prévoyance dirigerait cette institution, de manière à paralyser les effets résultant du gaz cadavereux dont l'extrême subtilité pourrait vicier l'air et compromettre la santé publique.

Le comte **, ex-ministre, m'a écrit, en 1832, contradictoirement avec un souverain :

« Les mesures que vous proposez sont à peu près *impra-* « *ticables* dans la plupart des localités, à cause des *dépenses* « *considérables* qu'elles exigeraient. »

Victimes dont une erreur fatale creusa le tombeau, vos mânes, s'il se peut, doivent tressaillir d'indignation !

Des dépenses considérables ! !.. Mais un tel raisonnement jure ; il contraste honteusement avec les intérêts bien compris de l'humanité !

Quand il s'agit d'améliorer la condition de son semblable,

je prétends qu'on doit écarter tout d'abord les considérations mesquines de l'économie.

Ministre d'État : si vous craignez d'autoriser *des dépenses considérables* devant les portes de l'éternité, rassurez-vous sur l'objet de ma demande : le plan que j'ai tracé sera d'une exécution *peu coûteuse*.

Une morgue, dans son architecture, n'a besoin d'égaler ni la fastueuse magnificence des palais, ni la beauté des obélisques, des arcs de triomphe ou des colonnes que la patrie reconnaissante élève en l'honneur des grands citoyens.

Ce serait encore une bien légère conclusion que de répliquer avec le même :

« Les réglements fixent d'ailleurs un délai *suffisant* entre
« la *mort* et l'inhumation. Les véritables signes de la *mort*
« sont maintenant *assez bien connus* pour que l'on n'ait
« point à craindre des erreurs semblables à celles dont le
« passé nous offre malheureusement quelques exemples. »

Car cela ne répond aucunement à ce qui précède.

Non, les réglements ne fixent pas un délai *suffisant* entre la *mort* et l'inhumation.

Non, les véritables signes de la *mort* ne sont pas *assez bien connus* pour que l'on puisse s'en rapporter exclusivement aux gens de l'art.

Gardons-nous de rejeter toute crainte actuelle relativement aux erreurs dont le passé nous offre *beaucoup* d'exemples (1) !

---

(1) Reconnaissant que la lettre dont j'ai cité quelques passages est conçue dans un esprit et dans des termes qui dénotent la politesse extrême du signataire, je crois remplir un devoir en assurant qu'aucun motif ne saurait me porter à des personnalités offensantes envers quiconque ne partage point mon opinion, et que je m'exprime en termes généraux.

Je n'oublierai pas, à cette occasion, de consigner que parmi les individus qui sentent les approches de la *mort*, il en est qui indiquent des expériences afin qu'on essaie de les ramener au sentiment de la vie, et qui sollicitent, avec instance qu'on ne les enterre qu'après un délai *suffisant* et *raisonnable*.

Que font toutes ces prières?

La routine (1) nous avertit gravement de ne point choquer les usages, et d'inviter les parties intéressées à mourir de bonne grâce, sans discuter ni raisonner sur cette affaire importante.

Au fait, pour rentrer dans mon sujet, où est celui qui ne consacrerait volontiers une minime portion de son bien dans l'intention généreuse de contribuer à la création d'un nouvel état de choses?

Que l'égoïste prononce lui-même; je sais d'avance quelle sera sa réponse :

—Quoi! s'écriera-t-il, en reculant d'effroi, on voudrait que nous restassions là, assis tranquillement sur les bords du gouffre incommensurable qui a englouti nos pères, nos amantes et nos fils?

A ceux-là qui interpellent lâchement tous leurs adversaires pour les combattre avec les armes du ridicule, loin de moi la pensée de répondre aux pauvres efforts de leur glaciale incrédulité. J'ai réuni à ma cause tout ce qu'il y a de

---

(1) Voltaire s'exprime comme il suit, dans son article sur l'*Opinion populaire* (Dict. phil., art. *opinion*.)

« On la nomme la reine du monde; elle l'est si bien, que quand la raison vient » la combattre, la raison est condamnée à mort. Il faut qu'elle renaisse vingt fois » de ses cendres pour chasser enfin tout doucement l'usurpatrice. » Je trouve qu'il en est ainsi de la *routine*, le plus répandu des vices de l'éducation.

sentiments élévés , et de réputations éclatantes ; entouré de glorieux suffrages , que m'importent d'ineptes réfutations ?

X.

CE QUE NOUS ENCOURONS TOUS.

L'histoire de l'homme ? la voici réduite à sa dernière et plus simple expression.

De quelle tristesse n'est-on pas accablé lorsqu'on songe que , dans les entrailles de la terre, l'homme peut encore souffrir !... Ce sont des maux de courte durée , il est certain, mais combien ils doivent être grands !...

Le héros qui a montré du sang-froid dans les combats, frémirait involontairement s'il pressentait devoir subir un jour *ce genre de mort* violente.

Figurons-nous , au surplus , le douloureux étonnement d'un être qui retrouve , pour ainsi dire , une nouvelle existence dans son étroite et dernière demeure ; imaginons sa position , ses efforts impuissants, ses angoisses indicibles ! ..; l'idée, l'idée désespérante qu'à quelques pouces au-dessus de lui se trouve un air salubre qui le rendrait à la santé !... Tortures nombreuses qui durent quelques secondes..... : Il expire enfin. Que dis-je ! Exhalant sa rage dans un lien mortuaire , il suffoque , il achète le droit d'habiter à perpétuité le champ du repos, au prix des épreuves les plus atroces !!..

. . . .

Eh bien ! qui aimerait à se réveiller d'entre les *morts* pour contempler sa propre infortune au fond d'un pareil enfer ?

Ce que je décris est-il donc moins attendrissant que l'aventure de Gherardesca qui, voyant ses fils épuisés par une faim dévorante, collant leurs bouches avides à ses mains décharnées, et voulant le nourir de leurs corps, lui-même de ses bras leur offrait les lambeaux ?

Ciel ! nous marchons aux convois de nos frères ; nous répandons des fleurs sur leurs cendres ; nous révérons la mémoire de nos proches, de nos bienfaiteurs, de nos amis ; et une conjoncture inouie peut venir exciter en nous la crainte et l'horreur ! !....

Aux idées de dissolution, d'anéantissement, viennent s'offrir de plus lugubres images ! !...

Dis, lecteur : une telle réflexion n'est-elle point faite pour plonger l'ame dans les épouvantements de la *mort ?*

Vieillards dont les nobles fronts penchent déjà vers la terre, avez-vous quelquefois envisagé de cette sorte la dernière heure du songe insignifiant de la vie ?

En vérité, si la hache venait à briller tout-à-coup devant mes yeux pour faire tomber une tête aux pieds de la justice des hommes, j'affirme que ce crime de lèse-nature serait moins capable d'émouvoir mes sens !

Plaignons, il faut s'en faire un devoir, plaignons les malheureux...— Si l'homme est né pour supporter le fardeau de la peine ; si son sort consiste à être plongé dans les larmes que lui suscite la politique des agitateurs, ces infâmes esclaves du mensonge, de la ruse et de la calomnie ; si le globe, fécondé par la destruction, est un vaste amphithéâtre sans cesse mouvant sous nos pas, et rougi du sang des familles innombrables qui disparaissent, emportées par la roue du temps : ah ! du moins, en présence de ces calamités et de ces misères inévitables, préservons-nous mutuellement des appréhensions sinistres de la *mort* !

Écoutons la sublime inspiration qui nous enseigne à tous combien il est beau d'être philanthropes !

Les pensées qui m'animent à cette heure, j'ose en tirer vanité, sont totalement en dehors de la fiction; elles sont aussi vraies que nationales. Siégeant, il y a quelques mois (1), au sein d'une société étrangère devenue célèbre par les travaux importants auxquels elle se livre, je me souviens que mes faibles paroles produisirent sur mes honorables collègues un effet progressif de silence, de gravité religieuse et de tristesse profonde. C'est qu'il existe dans l'homme une entière sympathie pour ce qui se rattache aux destinées de ses semblables. L'Européen, surtout, comprend la sainteté de cette loi naturelle.

Le projet que j'ai soumis n'est point tellement exclusif qu'on ne puisse, peut-être, en substituer un meilleur. Je prie donc les philanthropes, et particulièrement les législateurs, de méditer sur cette intéressante question, consistant à savoir si, comme je le déclare, il importe que la législation qui régit la police des cimetières soit révisée.

En coûterait-il un peu d'or, ce serait au profit des membres de la famille. Suivant moi, le bien-être des sociétés ne se marchande point.

Parlez, faites connaître votre assentiment sur cet acte d'utilité générale, et l'on vous devra encore un nouveau pas dans la civilisation, ô missionnaires de paix ! vous tous dont le zèle et l'influence secondent si merveilleusement les continuels efforts de la presse philosophique qui, indomptable adversaire du despotisme, remue les esprits, fait ger-

(1) Voyez la note, page 17.

mer en eux la foi illimitée des grandes choses, et conduit droit au progrès avec une puissance surhumaine.

Donnez tous les développements nécessaires à cette pensée consolante, qu'au lit funéraire de la *mort*, il y a des circonstances où l'on peut espérer, avec quelques fondements, de dissiper l'état de *mort imparfaite* ; car, sachez-le, ce sera continuer à remplir les desseins de celui qui se complaît en vous pour améliorer, de plus en plus, la condition très-imparfaite de ses créatures.

Et l'amant de Rosoline, ce proscrit du monde, pour lequel ne se rallumeront jamais les flambeaux de l'espérance, ni ceux de l'amour, sera dignement vengé si la révélation d'un malheur extrême contribue à en garantir la masse des humains.

En résumé, ayant parlé en faveur de tous, je suppose qu'on ne me taxera point d'avoir écrit sous l'inspiration d'une crainte uniquement personnelle. — J'ai envisagé mon sujet sous un point de vue plus large et plus conforme à mes pensées. — Puisse donc ma parole être entendue et comprise avant qu'un quart de siècle ne se soit écoulé sur ma tête !